SÉMÉIOLOGIE

DU VERTIGE

DANS LES

AFFECTIONS DE L'OREILLE

PAR

L.-H. BONNENFANT,

Docteur en médecine de la Faculté de Paris.

PARIS

A. PARENT, IMPRIMEUR DE LA FACULTÉ DE MÉDECINE

RUE MONSIEUR-LE-PRINCE, 31.

1874

SÉMÉIOLOGIE

DU VERTIGE

DANS LES

AFFECTIONS DE L'OREILLE

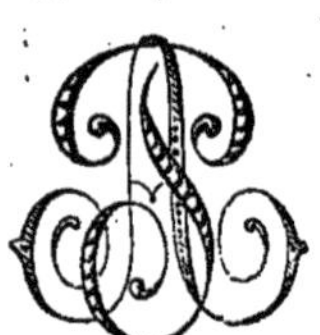

A. Parent, imprimeur de la Faculté de Médecine, rue Mr-le-Prince, 31.

SÉMÉIOLOGIE

DU VERTIGE

DANS LES

AFFECTIONS DE L'OREILLE

PAR

L.-H. BONNENFANT,

Docteur en médecine de la Faculté de Paris.

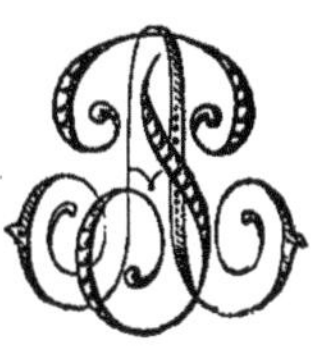

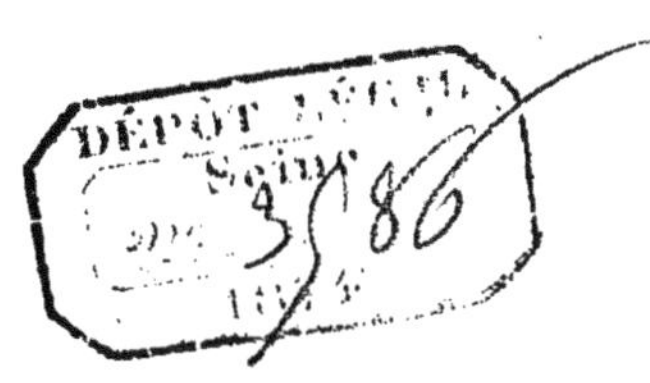

PARIS

A. PARENT, IMPRIMEUR DE LA FACULTÉ DE MÉDECINE

RUE MONSIEUR-LE-PRINCE, 31.

1874

Le vertige aural n'est pas, comme bien des gens
se le figurent, un symptôme patognomonique
d'une maladie déterminée, de ce qu'on est con-
venu d'appeler la maladie de Ménière. C'est un
symptôme qui est commun à un grand nombre
de maladies de l'appareil auditif.

L'étudier dans ses diverses manifestations,
dans ses variétés, dans son mode de production,
dans ses rapports avec les affections éminemment
diverses qu'il accompagne, tel est le but de ce
travail. Notre plan sera donc bien simple. Dans
une première partie consacrée à la symptomatologie, nous chercherons à décrire ce vertige
sous toutes ses formes, et à en formuler le diagnostic.

Dans une seconde partie, consacrée à la pathogénie, nous chercherons tant dans les données
de la physiologie expérimentale que dans celle
de la pathogénie, à saisir le mécanisme intime de
sa production.

Dans une troisième, enfin, nous passerons rapidement en revue les diverses affections de l'appareil auditif dans lesquelles il a été observé.

Mais avant de commencer ce travail, nous nous
faisons un devoir de témoigner à M. Duplay toute

notre reconnaissance. Ses conseils bienveillants, les indications qu'il a bien voulu nous fournir, ont puissamment contribué à faciliter notre tâche.

Nous sommes également heureux de pouvoir remercier notre ami M. Foix, interne des hôpitaux, non-seulement des observations qu'il a bien voulu nous communiquer, mais des conseils qu'il n'a cessé de nous donner dans la cours de notre travail.

Nous remercierons encore nos excellents amis Georges Vogt et Chevallereau auxquels nous devons la traduction des divers mémoires étrangers qui ont paru sur la question.

SÉMÉIOLOGIE

DU VERTIGE

LES AFFECTIONS DE L'OREILLE

HISTORIQUE.

Le vertige *ub aure læsa* a été longtemps méconnu; on le confondait, le plus ordinairement, avec le vertige symptomatique d'une lésion cérébrale ou cérébelleuse. Ce n'est qu'en 1824 que Flourens, à la suite d'expériences nombreuses, reconnut que la section des canaux demi-circulaires produisait un vertige en rapport avec le canal sectionné ou même seulement lésé. En 1850, Brown-Séquard reprit les expériences de Flourens, aboutit aux mêmes résultats et conclut à l'existence d'un vertige dépendant de la lésion des parties constitutives de l'appareil auditif.

Mais c'est à Ménière que revient l'honneur d'avoir fait entrer dans la pathologie les lésions fournies par la physiologie expérimentale. Dans un mémoire resté fameux, présenté en 1861 à l'Académie de médecine, il étudia et localisa ce nouveau genre de vertige et le sépara nettement, au point de vue symptomatologique comme au point de vue anatomo-pathologique, du vertige dépendant des lésions du cerveau et du cervelet.

La même année M. Hillairet publia une observation qui confirmait l'idée de Ménière, et rattachait comme lui les phénomènes nerveux à une lésion des canaux demi-circulaires et par conséquent à une lésion de l'oreille interne.

En 1862, MM. Vulpian et Signol communiquaient à la Société de biologie l'observation d'un coq qui, dans une lutte, ayant reçu un violent coup de bec sur la tête, éprouvait des vertiges avec propulsion en avant, mouvements rotatoires de gauche à droite, et qui à l'autopsie présentait une nécrose du temporal droit, et une destruction complète des canaux demi-circulaires du même côté. Enfin Trousseau, dans les remarquables leçons cliniques qu'il faisait à l'Hôtel-Dieu, vulgarisa la découverte de Ménière, et dès lors le vertige *ab aure læsa* fut définitivement connu et nettement séparé des vertiges d'origine centrale et autres. A ces travaux sont venus peu à peu s'en ajouter d'autres plus récents, tels que ceux de Goltz, Knapp, Duplay, Brunner, Swanzy, travaux dont les uns ont confirmé les travaux anciens, et dont d'autres ont singulièrement élargi la question.

DÉFINITION.

On a donné un assez grand nombre de définitions du vertige en général. « On peut définir le vertige dit P. Franck, si tant est qu'il est besoin d'être défini, un tournoiement illusoire, pénible et subit qui semble entraîner la personne elle-même et les corps extérieurs, qu'ils soient en repos ou animés de leurs mouvements ordinaires, et où le corps chancelle et est près de tomber. » Cette définition vraie dans l'immense majorité des cas ne s'applique pas à tous. Les deux termes qui, d'après P. Franck, constituent essentiellement le vertige, à savoir le tournoiement et la menace de tomber, peuvent dépasser le degré qui leur est assigné par cet auteur. Le tournoiement n'est pas toujours illusoire et nous aurons l'occasion de citer des observations nombreuses dans lesquelles le malade tourne réellement sur lui-même, ou est animé de mouvements involontaires qui l'entraînent dans tel ou tel sens. La chute, au lieu de rester à l'état de menace, est souvent réelle ou le deviendrait si l'individu atteint de vertige ne trouvait à portée de sa main un appui qui l'empêche de tomber.

Brunner, dans son Mémoire, a donné du vertige une définition beaucoup plus concise : « Le vertige, dit-il, est un trouble dans le sens de l'équilibre. »

On pourrait reprocher à cette définition de négliger, dans son laconisme, bien des choses qui cependant font partie intégrante du phénomène connu sous le nom de vertige. Le tournoiement des objets extérieurs, la sensation pénible qui l'accompagne ne sont même pas indiqués, mais comme après tout, elle exprime bien nettement le caractère principal, c'est-à-dire la perte du sens de l'équilibre, c'est à celle-là que nous croyons devoir nous arrêter, sauf à insister dans la symptomatologie sur les phénomènes concomitants.

SYMPTOMATOLOGIE.

On rencontre dans les maladies de l'oreille toutes les formes de vertiges connues, depuis la simple sensation de tournoiements, de balancements ou de translation, soit des objets extérieurs, soit de l'individu lui-même jusqu'à la perte complète du sens de l'équilibre avec mouvements involontaires de l'individu et chute complète. Le cas le plus simple, sans contredit, est celui du vertige provoqué par une irrigation d'eau froide dans l'oreille. Le sujet est étourdi, il chancelle, un brouillard passe devant ses yeux, il est sur le point de tomber lorsque, tout à coup, cette sensation pénible disparaît rapidement pour ne plus revenir.

A côté de ce vertige provoqué doivent être signalés certains accès également provoqués chez des individus affectés de vertiges. C'est ainsi que dans l'observation 1, on voit le malade, dès qu'on lui fait fermer les yeux, être pris au bout de quelques instants d'étourdissements, chanceler et être obligé pour ne pas tomber de rouvrir les yeux, et de chercher un point d'appui. Ces cas sont sans contredit des plus simples. Tout se réduit à la simple sensation de la perte d'équilibre.

D'autres fois le malade, restant lui-même immobile, voit les objets environnants tourner autour de lui, tourbillonner, devenir de plus en plus confus ou bien encore se balancer soit autour d'un axe, soit d'avant en arrière, soit de droite à gauche ou réciproquement.

D'autres fois encore les objets peuvent paraître immobiles, et le malade se croit animé lui-même d'un mouvement de translation. Le plus souvent cependant cette forme est unie à la précédente, et la sensation de tournoiement individuel n'apparaît que consécutivement à la sensation de tournoiement des objets extérieurs.

A un degré plus élevé, le tournoiement ou les mouvements individuels ne sont plus illusoires; le malade tourne réellement sur lui-même soit autour de son axe, soit en décrivant un cercle (mouvement de manége). En d'autres termes, on trouve réalisé le vertige expérimental tel qu'il a été observé par Flourens chez les animaux après la section du canal demi-circulaire horizontal. Les mouvements de propulsion ou de recul sont plus rares. On trouve cependant un exemple de propulsion dans le mémoire de Knapp.

Le mouvement de rotation, lorsqu'il a lieu, ne se produit pas dans un sens déterminé constant.

On peut dire cependant que, dans la majorité des cas, il se fait du côté sain vers le côté malade. La chose paraît des plus nettes dans l'observation suivante :

OBSERVATION I. — Otite de la caisse à gauche, hémiplégie faciale légère ; légère hémiplégie du voile du palais, vertiges, rotation du côté sain vers le côté malade ; injections, guérison. (Recueillie par M. Foix, interne du service).

Lombard (Julien), 32 ans, entre le 19 avril 1870 à l'hôpital Beaujon, n° 3 (bis), deuxième pavillon, service de M. le D* Duplay. Bonne constitution, pas de traces de tubercules ni de scrofule.

Il y a trois jours, il a été pris subitement, pendant la nuit, de violentes douleurs dans l'oreille gauche. Réveillé par elles, le malade s'aperçoit qu'il se fait un écoulement de sang par le conduit auditif externe. Depuis ce moment, les douleurs ont toujours continué, plus vives la nuit que le jour, causant une insomnie complète. Ces douleurs s'irradient dans toute la partie latérale gauche de la tête. Il y a, en outre, des bourdonnements et retentissement pénible de la voix dans l'oreille affectée quand le malade parle. Les bruits extérieurs y retentissent aussi douloureusement. La toux et l'éternuement y produisent des sifflements et des bulles que le malade désigne sous le nom de *clapotements*. Depuis hier, l'écoulement, qui était d'abord sanglant, mais qui avait considérablement diminué, est devenu séro-purulent.

Etat actuel. — Le conduit auditif est rouge, douloureux et baigné par du pus séreux. Le pavillon, quoique rouge, surtout à sa partie inférieure, est peu douloureux. Il en est de même de la région mastoïdienne et des régions situées en avant et en haut de l'auricule, mais la partie inférieure de la région parotidienne est manifestement gonflée. Ce gonflement, sans changements de couleur à la peau, est mollasse, non fluctuant. La pression exercée sur ce point ne détermine pas d'écoulement par le conduit auditif externe. A la palpation, on distingue nettement la présence de deux ganglions enflammés et doulou-

reux. A l'examen autoscopique, on n'aperçoit que des débris
de la membrane du tympan. Le manche du marteau a disparu.
La caisse est en suppuration.

Accidents nerveux. — Il y a un peu de paralysie faciale à
gauche; les traits sont légèrement déviés à droite, et le sillon
sous-nasal, au lieu de se continuer verticalement avec le sus-
mental, forme avec lui un angle obtus assez marqué; du reste,
les muscles de gauche se contractent assez énergiquement. La
paralysie, quoique réelle, est donc très-incomplète; la langue
qui, au premier abord, pourrait sembler paralysée, parce que
tirée hors de la bouche elle est plus distante de la commissure
droite que de la gauche, est cependant indemne, et le sillon
médian de sa face dorsale se trouve exactement sur la même
ligne que le lobule du nez et le menton; le voile du palais est
au contraire incomplètement paralysé à gauche, et la luette est
simplement déviée vers la droite. Sa sensibilité est intacte,
ainsi que celle de la langue. La surdité est très-prononcée à
gauche; le malade perçoit très-vaguement le bruit d'une montre
lorsqu'elle est appliquée sur le pavillon de l'oreille, mais moins
vaguement lorsqu'on l'applique sur la région temporo-pariétale,
et toute perception disparaît lorsque vient à cesser le contact; la voix et les autres bruits extérieurs passent également
inaperçus.

Le malade se plaint de vertiges dans la station debout ou
dans la marche. Tout à coup, il se trouve étourdi, il commence
à tourner sur lui-même du côté gauche, et il tomberait si de
sa main gauche il ne s'appuyait sur le premier objet qu'il rencontre. Ces vertiges disparaissent dans la position horizontale,
aussi le malade est-il obligé depuis trois jours de garder le lit.
Dans la station assise, les étourdissements reviennent, quoique
moins fréquents que dans la station debout. Lorsque, les yeux
fermés, on fait tenir le malade debout, les pieds joints, on le
voit, après une minute au plus, pencher vers la gauche, porter
le pied droit en avant, et commencer un mouvement de rotation sur lui-même qui l'oblige aussitôt à chercher un appui.
Les yeux étant ouverts, ce phénomène est beaucoup moins pro-
noncé. Dans la marche, les mouvements des membres inférieurs
sont désordonnés, et le malade fait de visibles efforts pour at-

teindre le but qui lui est désigné et pour triompher de la tendance qu'il a à dévier vers la gauche. Le pied droit vient se placer obliquement en avant du gauche. Les yeux étant fermés, le malade dévie sensiblement à gauche de la ligne qui doit le mener au but indiqué à l'avance ; mais ce dernier phénomène est assez difficile à constater, à cause de la rapidité avec laquelle survient le vertige ; du reste, la sensibilité et la contractilité sont absolument intactes dans les membres inférieurs.

Traitement : Cataplasmes et injection d'eau de guimauve.

21 avril. Les accidents locaux sont restés stationnaires, à part la douleur qui est diminuée. Les vertiges et la titubation ont considérablement diminué. L'écoulement persiste.

Le 22. Le malade a dormi la nuit ; le gonflement de la région parotidienne a diminué, ainsi que les douleurs ; les vertiges et les phénomènes de titubation ont à peu près complètement disparu ; il reste encore un peu de paralysie faciale et du voile du palais. Ecoulement moindre.

Le 23. L'amélioration continue ; il n'y a plus de trace d'accidents nerveux ; la paralysie faciale et du voile du palais ont disparu ; l'écoulement seul persiste moins abondamment, avec quelques douleurs.

Le 26. Il reste encore un peu d'écoulement, sans douleurs, sans accidents nerveux. Le malade quitte l'hôpital après un séjour de sept jours.

A ces phénomènes qui constituent la partie fondamentale du vertige, il faut ajouter un symptôme qui appartient non pas exclusivement, mais d'une manière plus spéciale au vertige *ab aure læsa*, et plus particulièrement au vertige de l'affection connue sous le nom de maladie de Ménière, nous voulons parler des nausées et des vomissements. Ce symptôme qu'on n'observe guère en dehors du vertige labyrinthique que dans la titubation cérebelleuse et dans le vertige stomacal, a, au point de vue du diagnostic, une valeur considérable sur laquelle Ménière a insisté avec raison. La pâleur de la face, les sueurs profuses et l'état syncopal si souvent observés méritent aussi une mention particulière.

Le début du vertige *ab aure læsa* est brusque comme celui de tous les vertiges, il prend l'individu le plus robuste au milieu de la plus parfaite santé, l'étourdit et anéantit ses forces.

L'accès du vertige peut être provoqué ou spontané.

Nous avons vu qu'il a été plus d'une fois provoqué par les irrigations d'eau froide dans l'oreille. Chez le malade de notre première observation l'occlusion des yeux suffisait pour le déterminer. Chez une malade qu'il nous a été donné de voir, dans le service de M. le professeur Charcot, et dont il nous est impossible de consigner l'observation pour des motifs indépendants de notre volonté, on pouvait constater l'air de profond effarement qu'exprimait la physionomie de la malade. « Si l'on approche de son lit, dit le savant professeur, elle donne aussitôt des signes d'une grande anxiété. Vous la voyez, à la moindre impulsion qu'on lui communique, se cramponner aux objets environnants comme si elle se sentait menacée de tomber. » C'est qu'en effet elle se trouve sous le coup d'un état vertigineux pour ainsi perpétuel, et que les moindres mouvements exaspèrent.

Chez un malade de Knapp, dont nous résumons ci-après l'observation l'ascension ou la descente d'un escalier suffisaient pour l'étourdir.

Obs. II (résumée). Knapp, loc. cit.

Frédéric Ege, 48 ans, laboureur, bonne santé habituelle. Il y a vingt-six ans, on tira devant lui et un peu à sa droite un coup de fusil. Il sentit immédiatement dans son oreille des bourdonnements qui disparurent bientôt; mais depuis cette époque l'ouïe resta mauvaise de ce côté; l'oreille gauche a toujours été parfaite. Le matin du 12 septembre 1870, montant dans un escalier, il se sentit tout à coup si faible, qu'il ne put conserver son équilibre, tomba sur le dos, roula sur le sol, et fut porté sans connaissance dans son lit. Lorsqu'il se réveilla le lendemain matin, le sentiment lui revint. Il avait de la douleur dans le dos, un grand engourdissement dans le côté droit de la tête, et, dans l'oreille, un bourdonnement ressemblant au bruit d'une chute d'eau; l'ouïe devint mauvaise des deux côtés, surtout à droite. Il avait toujours de la tendance au vertige; il ne pouvait jamais monter ou descendre un escalier sans en rester étourdi, et il était forcé de se tenir à la rampe avec les deux mains.

Les accès spontanés apparaissent, comme le mot l'indique, sans cause déterminante appréciable. Toutefois la situation du corps exerce une influence considérable sur leur production. C'est ainsi qu'on les voit presque toujours apparaître dans la station debout ou dans la station assise, et disparaître dans la station horizontale.

A cette règle, on trouve cependant d'assez nombreuses exceptions; nous citerons comme exemple la malade de M. Charcot qui « par moment, au milieu d'un calme apparent et sans provocation aucune était tout à coup prise d'un soubresaut. Si on l'interrogeait alors sur la cause de ce brusque mouvement, elle répondait invariablement qu'elle venait d'éprouver son accès. »

La durée de l'accès est ordinairement courte,

au bout de quelques secondes l'individu est revenu à lui et il ne lui reste plus de l'accident que quelques troubles du côté de l'appareil auditif. Encore ne sont-ils pas constants.

Dans l'intervalle des accès, l'individu jouit ordinairement de la plus parfaite santé et de toutes ses facultés de locomotion. Il faut en excepter cependant certains cas, dans lesquels, même en dehors du vertige proprement dit, se trouve notée une tendance invicible soit à tourner d'un côté, soit à dévier dans la marche au lieu d'aller directement au but. Cette tendance très-marquée dans l'observation 1 est également notée dans les observations IX et X.

Le plus souvent ces deux formes de vertige, que nous venons d'étudier, existent en même temps présentant les caractères les plus variés avec ou sans prédominance de l'une ou de l'autre de ces formes. D'autres fois enfin l'attaque vertigineuse survient et disparaît avec une rapidité telle qu'il est impossible à des malades même fort intelligents de se rendre un compte exact de la forme du vertige qu'ils ont éprouvé.

Tels sont les vertiges *ab aure læsa* que nous avons rencontrés dans les observations ou chez les malades qu'il nous a été donné de voir.

DIAGNOSTIC.

On a cru pendant longtemps qu'il était difficile de distinguer le vertige *ab aure læsa* des vertiges survenant dans d'autres affections et particulièrement des vertiges provenant d'affections des centres nerveux, du vertige *a stomacho læso*, du vertige anémique, enfin du vertige épileptique. Cette difficulté nous paraît avoir été beaucoup exagérée.

Nous admettons cependant volontiers que, dans quelques cas, on puisse trouver de la difficulté à faire le diagnostic à cause de l'analogie des symptômes. Le plus souvent, en effet, dans quelque vertige que ce soit, nerveux, stomacal, anémique ou épileptique, il existe avant ou en même temps que le vertige des troubles du côté de l'oreille. Il n'est guère de personne qui n'ait eu au moins une fois du vertige, ne serait-ce qu'en jouant étant enfant et qui n'ait conservé le souvenir désagréable des bourdonnements d'oreille, des vomissements et des feux devant les yeux précédant ou accompagnant l'attaque.

Ces bourdonnements d'oreille sont dans la vie d'une fréquence extrême, à ce point qu'un grand nombre de personnes ne peuvent d'un lieu élevé regarder en bas, au dessous d'eux, sans les éprouver immédiatement. C'est donc là un caractère commun à tous les vertiges ; mais dans le vertige *ab aure læsa* outre ces bourdonnements, bouillonnements, sifflements, il y a une surdité souvent considérable, et parfois des signes physiques à l'examen de l'organe. Cette surdité survient brusquement chez des individus bien portants, elle est extrêmement rapide et elle est persistante. En même temps que ce bourdonnement, nous trouvons la pâleur de la face qui est commune à tous les vertiges. Mais dans le vertige *ab aure læsa* cette pâleur est de courte durée, jamais remplacée par une rougeur intense, et presque toujours accompagnée de sueurs profuses, ce qui est très-rare dans les autres.

En ce qui concerne les vomissements qui se trouvent dans tous les vertiges, nous devons dire qu'ils sont assez rares, dans le vertige aural, et, quand ils apparaissent ils indiquent presque toujours un vertige provenant d'une otite labyrinthique, car c'est à peu près seulement dans ce cas qu'on les a observés. Mais précisons davantage et prenons tour à tour chacune des maladies que nous avons indiquées.

Affection des centres nerveux. — Le diagnostic ne nous paraît pas, en général, dans ce cas d'une bien grande difficulté; dans le vertige *ab aure læsa* la parole reste facile, l'intelligence intacte et le vertige n'a qu'une courte durée.

« Il n'existe après l'accident, dit Ménière, ni assoupissement, ni torpeur, le patient rend bien compte de ce qui s'est passé, et, s'il lui reste un peu d'incertitude dans la marche, une crainte de voir les mêmes phénomènes se reproduire, il n'y a là rien de morbide dans le sens qu'on attache à cette expression. »

On a, il est vrai, trouvé assez souvent de l'hémiplégie faciale coïncidant avec le vertige aural, mais elle est toujours consécutive à l'otite de la caisse. Ce seul symptôme existant en même temps; du reste, qu'une surdité rapide, survenue brusquement au milieu de la plus parfaite santé, ne peut induire en erreur.

Le diagnostic différentiel sera-t-il plus difficile à faire d'avec le vertige *a stomacho læso* ? nous ne le croyons pas. Pour faciliter le diagnostic, nous diviserons avec Baillou le vertige stomachal en vertige *ab inedia* et en vertige *a crapula*.

Nous éliminerons de suite le vertige *a crapula*, c'est-à-dire le vertige de l'indigestion, avec lequel, croyons-nous, il est impossible de confondre le vertige aural.

Le vertige *ab inedia*, ne survient que dans l'abstinence, ou quand l'état de l'estomac est tel qu'il ne peut supporter une quantité de nourriture suffisante à l'alimentation du sujet.

Le vertige aural, au contraire, survient brusquement chez des gens bien portants, et dont l'estomac n'a besoin d'aucune nourriture. « Au moment où ces vertiges ont lieu, dit Trousseau, l'ingestion d'une petite quantité d'aliments, de bouillon, d'un peu de vin généreux, et surtout de liqueurs alcooliques et aromatiques suffisent pour les calmer, en prévenir le retour, et même les faire disparaître. »

Rien de pareil dans le vertige aural, aucun aliment, aucun liquide n'a d'influence sur sa durée, la station horizontale seule peut, en général, le faire cesser. Nous ne voyons pas non plus survenir ce vertige comme le stomachal chez des gens pâles, anémiés, dyspeptiques, ayant des digestions laborieuses, des douleurs à l'épigastre, des éructations acides, et des vomissements glaireux ou muqueux.

Passons maintenant au vertige anémique. Le vertige « est le premier de ces phénomènes, dit M. le professeur Sée, qui se manifeste dans l'oligaimie cérébrale due à l'appauvrissement du sang chez l'homme; les étourdissements, l'incertitude de la marche, les éblouissements, les bruissements d'oreille sont l'expression synthétique de cet état des centres nerveux ». Sans aucun doute ces symptômes peuvent se trouver dans le vertige *ab aure læsa*, et rendre le diagnostic difficile. Mais prenons chacun de ces symptômes : La pâleur de la face est habituelle chez l'individu atteint de vertige anémique, il n'en est pas de même chez les gens atteints de vertige aural. Quand l'anémique est arrivé au degré voulu pour avoir du vertige, il doit y avoir une décoloration extrême de tous les tissus, de toutes les muqueuses, labiale et oculaire, par exemple, qui doit mettre sur la voie du diagnostic d'autant plus qu'au contraire le vertige aural survient très-souvent chez des gens vigoureux au milieu d'une santé parfaite.

Les anémiques sont essoufflés à la moindre marche qu'ils font, et les éblouissements et bourdonnements ne surviennent que s'ils inclinent la tête en bas, et ne persistent jamais après l'accès.

Le vertige aural, au contraire, survient brusquement dans n'importe quelle position du malade (la position horizontale exceptée), et laisse après lui, dans l'intervalle des accès, soit de la tendance à la rotation, soit des troubles de l'appareil auditif.

Enfin il nous reste à faire le diagnostic différentiel du vertige épileptique.

Il nous semble complètement inutile de prendre le vertige accompagnant l'attaque épileptiforme, car alors le cas est tellement clair qu'il n'y a plus d'erreur possible. Mais nous ferons le diagnostic différentiel d'avec cette forme d'épilepsie caractérisée par un léger vertige sans attaque.

Avant d'éprouver le vertige, l'épileptique accuse souvent la perception de sensations bizarres (*aura* des anciens), et qui varient avec les individus. Fourmillements partant des ongles et remontant au thorax. Douleurs vives dans le petit doigt, parfois sensation d'oppression, de compression, de boule comme dans l'hystérie, douleurs au creux de l'estomac, constrictions du cou, tels sont les *aura* qu'on peut rencontrer précédant le vertige.

D'autres fois, longtemps avant d'avoir le vertige le malade « a eu des absences » comme dit M. le professeur Sée; s'il parle, il s'interrompt tout à coup, les yeux deviennent fixes, la pupille est dilatée, immobile et quelques secondes après il continue son discours. Parfois de légères convulsions partielles des muscles de la face commencent la scène, puis le malade devient pâle, un mouvement de mâchonnement des lèvres apparaît, et bientôt survient une rougeur écarlate de la face en rapport avec la pâleur précédente. Le malade reprend sa connaissance qu'il avait perdue, et il ne reste plus qu'un peu d'hébétude et de mal de tête.

Nous ne trouvons rien de pareil dans le vertige *ab aure læsa*; le vertige est, comme nous l'avons vu, subit et rapide survenant chez un individu en parfaite santé. Nous ne voyons là aucun phénomène analogue aux *aura* épileptiformes. S'il perd connaissance, c'est qu'une syncope se produit; elle est de courte durée et il n'y a pas d'hébétude consécutive.

Le plus souvent le vertige survient et dure avec connaissance parfaite. La pâleur de la face couverte de sueur n'est pas remplacée par une rougeur intense comme chez les épileptiques, et il n'y a pas là non plus de mouvements extravagants comme on en voit dans l'épilepsie. Puis, jamais dans cette dernière maladie on ne trouve les phénomènes du côté de l'ouïe, que nous avons signalés plus haut.

PATHOGÉNIE.

En 1824, Flourens, en faisant des recherches sur l'audition et en détruisant successivement toutes les parties constitutives de l'appareil auditif, arriva à sectionner les canaux demi-circulaires.

Il remarqua que la section de ces canaux entraîne une diminution notable dans l'audition, que les animaux sur lesquels il expérimentait paraissaient souffrir beaucoup lorsqu'ils entendaient, et que l'audition semblait plus vive, ou du moins que l'animal en exprimait plus vivement les signes, à cause sans doute de la souffrance qu'il ressentait à l'occasion du bruit. Mais un phénomène bien plus singulier attira vivement son attention :

« Je découvris avec soin, dit Flourens dans son Mémoire, les canaux demi-circulaires sur un pigeon, et je coupai ensuite, avec de petits ciseaux très-fins, le canal horizotal des deux côtés.

« Chacune de ces sections fut accompagnée d'une douleur aiguë et d'un mouvement horizontal de la tête, laquelle se portait de droite à gauche et de gauche à droite avec une rapidité inconcevable. » Ce mouvement ne durait pas toujours, mais il reparaissait au moindre mouvement que voulait faire l'animal, et croissait avec la rapidité des mouvements du corps.

L'animal tournait sur lui-même tantôt d'un côté, tantôt d'un autre, et tombait sans pouvoir se relever.

Lorsque l'agitation était dans son paroxysme, il y avait agitation et convulsions des yeux. Les facultés instinctives et intellectuelles étaient parfaitement intactes.

A quoi attribuer ces accidents ? on aurait pu croire, de prime abord, à une lésion du cervelet, mais cet organe examiné avec le plus grand soin fut trouvé complètement sain. Fallait-il, d'un autre côté, les attribuer à la rupture de la petite artère qui longe les canaux demi-circulaires, et qui avait été ouverte dans l'expérience? Pour s'en assurer, Flourens fit une nouvelle expérience dans laquelle ce vaisseau fut ménagé avec soin, et la section des canaux horizontaux n'en fut pas moins suivie des mêmes phénomènes.

Quatre ans après, en 1828, Flourens sectionna le canal vertical inférieur d'un côté; il se produisit aussitôt un léger mais rapide mouvement de la tête de bas en haut et de haut en bas; ce mouvement ne dura qu'un instant. L'animal abandonné à lui-même, se tenait d'aplomb; il marchait et volait régulièrement, mais il éprouvait de temps en temps une espèce de mouvement brusque et subit de la tête, d'avant en arrière, qui allait quelquefois jusqu'à le renverser presque sur le dos. La section du canal vertical inférieur du côté opposé ramena immédiatement le mouvement de la tête avec une violence et une impétuosité tout à fait pareille à celle du mouvement horizontal qui suit la section du canal horizontal des deux côtés.

La section du canal demi-circulaire vertical supérieur donna lieu à un mouvement de la tête de haut en bas et de bas en haut, mouvement qui s'exagéra également par la section du canal homologue du côté opposé avec tendance à la culbute en avant.

Par la section des trois canaux enfin, l'éminent physiologiste put observer la combinaison des mouvements propres à chacun d'eux, avec prédominance manifeste toutefois de ceux qui sont sous la dépendance de la section des canaux horizontaux.

Mais, pour observer cette série de phénomènes, il ne suffit pas, comme le fait remarquer Flou-

rens, de sectionner les canaux osseux. La section
reste sans effet tant que le labyrinthe membraneux n'est pas intéressé.

« C'est donc dans les parties des canaux demi-
circulaires, contenues dans les canaux osseux ou
plutôt, pour parler plus exactement, dans l'ex-
pansion du nerf qui se déploie sur elles que se
trouve le véritable siége des singuliers phénomènes qui viennent d'être décrits. »

Ces expériences de Flourens, auxquelles nous
avons accordé sans regrets une assez large place
dans notre travail, ont été le point de départ des
nombreuses recherches qui, tant en physiologie
qu'en pathologie, se sont succédé sur le vertige
aural et sur les mouvements de rotation, de propulsion et de recul consécutifs aux lésions traumatiques inflammatoires ou mécaniques de l'appareil auditif.

Elles ont été répétées après Flourens par nombre d'autres physiologistes, parmi lesquels il
nous suffira de citer Brown-Séquard, Vulpian,
Brunner, Goltz, etc., et, entre les mains de tous,
elles ont donné le même résultat.

Ce n'est qu'à partir du moment où il s'est agi
d'interpréter que les divergences se sont pro-
duites. Cuvier le premier, dans son rapport à
l'Académie des sciences sur les expériences de
Flourens, avait fait remarquer que les résultats
obtenus par ce physiologiste avaient une ressemblance frappante avec ceux qu'avait donnés,
entre les mains de Magendie, la section du
pont de Varole. « Cette ressemblance d'effets,

disait-il, est due peut-être aux rapports intimes du nerf acoustique avec les jambes du cervelet. » (Pédoncules cérébelleux inférieurs.) C'est dans cette voie que s'engagea Flourens pour chercher l'interprétation des phénoménes qu'il avait découverts.

S'appuyant sur les résultats obtenus par la section des pédoncules des cervelets, il fait remarquer que la section des divers canaux demi-circulaires donne des résultats complètement identiques. C'est ainsi que la section du canal horizontal détermine la rotation, de même que la section du pédoncule cérébelleux moyen ou des fibres transversales de la protubérance ; que la section des pédoncules cérébelleux supérieurs ou des pédoncules cérébraux produit la propulsion, de même que la section du canal demi-circulaire vertical supérieur. Enfin, que la section du canal demi-circulaire vertical inférieur donne les mêmes résultats (mouvements de recul) que celle des pédoncules cérébelleux inférieurs. A quoi tient cette analogie se demande Flourens? Cela tient, dit-il, aux rapports de ces canaux avec les fibres de l'encéphale.

Pour lui, « le nerf acoustique, qui se rend dans l'oreille par le trou auditif interne, n'est pas un nerf simple; c'est un nerf complexe et qui se compose de deux nerfs très-distincts : le nerf du limaçon et le nerf des canaux semi-circulaires.

« Le premier de ces nerfs, le nerf du limaçon est le vrai nerf auditif; le limaçon est le vrai siége des sens de l'ouïe. »

L'autre nerf, celui des canaux semi-circulaires n'est pas un nerf des sens ; sa section ne détruit pas l'ouïe, elle la rend même plus vive en la rendant douloureuse.

C'est un nerf spécial et propre ; il forme une paire nouvelle, il est doué de la faculté d'agir sur la direction des mouvements. Il naît par trois racines distinctes, et à l'entrée des canaux demi-circulaires il se divise en trois branches, une pour chaque canal, et c'est cette branche nerveuse qui dans chaque canal, détermine lors de la section la direction du mouvement produit.

En suivant dans l'encéphale le nerf des canaux demi-circulaires, on voit qu'il est accolé au nerf acoustique (du limaçon), sans se confondre avec lui et qu'il se divise en trois faisceaux nerveux ; l'un de ces faisceaux va au pont de Varole, l'autre aux pédoncules cérébraux, l'autre aux fibres postérieures du cervelet ou corps restiformes.

« Voilà donc trouvée, dit Flourens, la cause des singuliers effets de la section des canaux demi-circulaires. »

Nous n'avons pas à insister ici sur le rôle modérateur que Flourens attribue à chacun des trois faisceaux qui, pour lui, constituent le nerf des canaux demi-circulaires. Aussi bien ce n'est que l'application à l'appareil nerveux auditif des théories de l'auteur sur le rôle de l'encéphale, rôle excitateur pour le cerveau, modérateur pour le cervelet.

Mais nous devons faire remarquer que les

données anatomiques sur lesquelles l'éminent physiologiste avait cru pouvoir s'appuyer sont loin d'avoir été confirmées par les recherches modernes. Si l'on excepte Schræder van der Kolk qui, comme lui, porte jusque dans le cervelet l'origine au moins partielle de l'auditif, aucun autre anatomiste ne la mentionne et l'on s'accorde généralement à faire naître ces fibres des cellules grises qui se trouvent sur la face postérieure de la moelle allongée (Luys).

La théorie de Goltz se rapproche de celle de Flourens par sa partie fondamentale, comme le physiologiste français, le physiologiste allemand admet la dualité du nerf acoustique.

Pour lui les canaux demi-circulaires forment un appareil qui sert au maintien de l'équilibre, y sont pour ainsi dire un organe des sens pour l'équilibre de la tête et par suite du corps entier.

« Quand un animal, dit-il, un pigeon, par exemple, doit maintenir son équilibre, il doit être dans la possibilité de gouverner les mouvements de sa tête. »

Il ne peut le faire qu'en connaissant à chaque instant cette position de la tête. Cette connaissance peut lui être donnée partie par la vue, partie par les nerfs sensibles de la peau, muscles, etc., etc., qui se ramifient dans la tête et dans le cou. Sans vouloir diminuer ces moyens, ils ne sont évidemment pas les seuls. Un pigeon aveugle maintient son équilibre et sait se nourrir. La vue n'est donc pas nécessaire pour régler les mouvements de la tête. Les nerfs sensibles

précédents sont dans ce but bien plus importants, mais ils ne paraissent pas suffisants pour
instruire le cerveau de la direction et de la position de la tête.

Un animal dont on a respecté les nerfs de sensation et les yeux, mais dont on a lésé les arcades
ne peut plus régler les mouvements de la tête.
Les canaux demi-circulaires semblent donc beaucoup plus importants que les autres moyens dans
le maintien et la direction de celle-ci.

Comment ce fait peut-il se produire?

« J'ai imaginé, dit Goltz, le mécanisme suivant : j'admets que la terminaison des nerfs dans
les ampoules est appropriée pour être excitée par
la pression ou par l'extension de la même manière que les nerfs du tact dans la peau exté-
rieure. La liqueur (endolymphe) qui se trouve
dans les arcades, d'après des lois physiques connues, tend d'autant plus les différentes sections
de la paroi, qu'elles sont plus basses. Donc la position de la tête change la répartition de la pression du liquide, et à chaque position de la tête
correspond une certaine forme d'excitation des
nerfs. »

Les arcades ne contiennent pas, il est vrai, de
nerfs, mais chaque augmentation de leur ten-
sion devra agir en retour sur leurs ampoules.

C'est par le degré de cette excitation de chaque
instant que le cerveau jugerait de la position cor-
respondante de la tête, dont les mouvements se-
raient basés sur cette connaissance.

Si on lèse une partie des arcades, l'indication

que reçoit le cerveau de la position de la tête est inexacte et les mouvements sont troublés. De l'incapacité de régler les mouvements de la tête, pour un but donné, résulte un sentiment de vertige qui conduit de son côté à des troubles d'un autre ordre dans les mouvements.

Des malades dont le tympan est crevé éprouvent souvent une sensation vertigineuse et même un véritable vertige, dit Goltz, par une simple injection dans l'oreille faite sans précaution ; la plupart du temps, ils ne perçoivent pas dans ce cas de sensation de son, comme bourdonnements, bouillonnements, etc., etc. Ils éprouvent instantanément un sentiment désagréable de vertige, et ils n'éprouvent rien de plus. A la suite de l'injection, il est un nerf qui est excité, nerf qui peut par transmission de l'excitation au cerveau produire du vertige. Ce nerf ne peut être celui de l'audition, car il ne peut produire que des sensations de son, et ces sensations n'existent pas. Donc, il doit exister dans l'oreille interne des ramifications terminales d'un autre nerf d'une fonction spéciale. Voici maintenant les travaux de deux physiologistes qui, tout en admettant aussi comme origine du vertige la lésion des canaux demi-circulaires, donnent une autre explication de sa production.

De son côté, M. Brown-Séquard avait fait dès 1853, des expériences analogues, mais au lieu de porter comme celle de Flourens, sur l'oreille interne, elles portaient sur le nerf auditif.

Brown-Séquard n'en avait pas moins observé chez les batraciens : 1° le tournoiement ; 2° un état particulier du membre antérieur du côté opposé à celui du nerf lésé ; ce membre était presque constamment tenu dans l'extension par suite de la contracture de certains muscles et de la paralysie de quelques autres ; 3° un degré notable d'hyperesthésie de la peau.

Chez les mammifères, la piqûre ou la section du nerf auditif dans le crâne étaient suivies immédiatement du même mouvement de rotation, qui suit la piqûre du pédoncule cérébelleux moyen ; la sensibilité, surtout dans les membres du côté correspondant au nerf lésé, était notablement augmentée. Ces expériences furent reprises par lui en 1855 et en 1860, et, dans sa note insérée dans la *Gazette médicale* de 1861, il fait remarquer que, chez les batraciens, la section des canaux demi-circulaires ne produit les phénomènes indiqués que dans les cas où l'opération s'accompagne de quelques lésions du nerf auditif.

Comparant ces phénomènes à ceux que l'on observe chez certaines personnes, à la suite d'une injection d'eau froide dans l'oreille, ou encore sous l'influence d'un bruit soudain chez des personnes faibles ou nerveuses, ce physiologiste conclut à la nature réflexe des phénomènes vertigineux ou rotatoires déterminés par les lésions de l'appareil auditif.

M. Vulpian tient pour ainsi dire le milieu entre les deux écoles opposées ; pour lui le vertige aural a bien son point de départ dans les lésions des canaux demi-circulaires, mais il serait dû, conformément à l'explication donnée par Flourens,

à une action réflexe consécutive à l'irritation péri-
phérique des terminaisons du nerf auditif.

Quoi qu'il en soit de ces théories diverses sur
lesquelles nous n'avons pas ici à nous prononcer,
nous retiendrons ce fait que toute lésion traumatique des canaux demi-circulaires donne lieu à
du vertige.

A côté du vertige par irritation traumatique,
nous croyons devoir placer, comme reconnaissant le même mode pathogénique, le vertige produit par l'excitation galvanique.

Si l'on applique les deux pôles de la pile sur
les deux apophyses mastoïdes, on voit immédiatement, après la fermeture du courant, la personne
sur laquelle on expérimente porter la tête et le
tronc d'un côté, jusqu'à ce que le courant soit
interrompu, et reprendre alors sa première atti-
tude comme poussé par une main invisible. Lorsque l'attaque de vertige disparaît, le sujet se plaint
de nausées intenses et de douleurs. La perte de
l'équilibre a toujours lieu du côté de l'anode, et
l'on peut démontrer objectivement que cette sensation d'inclinaison d'un côté n'est pas une illu-
sion. Cependant l'appréciation du degré de l'inclinaison est exagérée si l'expérience est faite les
yeux fermés.

Un courant même faible suffit pour produire
cette sensation que la tête décrit un arc de cercle
d'environ un pied; dès qu'on ouvre les yeux, on
reconnaît le peu d'étendue du mouvement, lorsqu'on place le catode sur le cou ou sur une
partie quelconque du tronc ou des membres, et

si l'on double l'autre fil conducteur de manière à former deux anodes ; en appliquant l'une d'elles sur l'apophyse mastoïde d'un côté, on produit un violent vertige avec inclinaison de ce côté. Mais dès que l'on place l'autre sur l'apophyse mastoïde du côté opposé, tout symptôme de vertige disparaît. Le vertige paraît donc être dû à la différence d'excitation des terminaisons nerveuses des deux appareils auditifs.

C'est également à l'irritation des extrémités périphériques du nerf auditif, que doit être rattaché le vertige décrit par Ménière dans l'inflammation de l'oreille interne.

Mais ici un nouvel élément vient s'ajouter à l'irritation pure et simple produite par l'inflammation ; nous voulons parler de la compression des extrémites nerveuses par l'exsudat inflammatoire. Cette compression est des plus évidentes dans l'observation suivante que nous empruntons au Mémoire de Ménière.

Obs. III (résumée). — Une jeune fille ayant voyagé la nuit, en hiver, sur l'impériale d'une diligence, lorsqu'elle était à une époque cataméniale, éprouva par suite d'un froid considérable une surdité complète et subite.

Reçue dans le service de M. Chomel, elle présenta comme symptômes principaux des vertiges continuels, le moindre effort pour se mouvoir produisait des vomissements, et la mort survint le cinquième jour.

La nécropsie démontra que le cerveau, le cervelet et le cordon rachidien, étaient absolument exempts de toute altération ; mais, comme la malade était devenue tout à fait sourde après avoir toujours parfaitement entendu, Menière enleva les temporaux afin de rechercher avec soin quelle

pouvait être la cause de cette surdité complète survenue
si rapidement. Il trouva les canaux demi-circulaires remplis
d'une matière rouge, plastique, sorte d'exsudation sanguine,
dont on apercevait à peine quelques traces dans le vestibule, et
qui n'existait pas dans le limaçon. Les canaux demi-circulaires
étaient les seules parties du labyrinthe qui offrissent un état
anormal, or celui-ci consistait, comme je l'ai déjà dit, dans la
présence d'une lymphe plastique rougeâtre remplaçant le liquide de cotugno.

Menière démontre que cette exsudation, ce liquide sanguin consécutif à une inflammation de
l'oreille interne produit ici du vertige par augmentation de pression intra-labyrinthique.

Le résultat était analogue à celui qui est produit lorsqu'une cause quelconque vient à enfon-
cer dans la caisse le manche du marteau.

« Si le marteau est ainsi enfoncé dans la caisse,
dit Ménière, il agit sur la chaîne des osselets en
transmettant un ébranlement proportionnel jusqu'à la fenêtre ovale, et, par conséquent, exerce
une influence considérable sur le vestibule et sur
toutes les parties qui constituent le labyrinthe.

On comprendra sans peine que de simples
congestions des canaux demi-circulaires, que
des raptus sanguins avec ou sans extravasations
puissent produire les mêmes phénomènes, en
augmentant la pression du liquide intra-labyrinthique. Nous aurons du reste à revenir sur ce
point dans la partie de ce travail consacrée à la
nosologie.

Mais, comme nous avons déjà eu l'occasion de
le voir, les causes de l'augmentation de pression
du liquide intra-labyrinthique ne résident pas que

dans l'oreille interne. Divers états morbides soit de la caisse, soit même du conduit auditif externe, peuvent produire le même résultat soit mécaniquement, soit par action réflexe. Parmi les causes mécaniques, nous devons citer du côté de la caisse les collections purulentes ou muco-purulentes, ou plus rarement sanguines, qui exercent une pression sur tous les points de cette cavité, et, par conséquent, sur les fenêtres ovale et ronde; et enfin, les adhérences si fréquentes dans l'otite scléreuse qui, en attirant fortement la membrane du tympan vers la paroi interne de la caisse, enfoncent la base de l'étrier dans la fenêtre ovale. Mais selon la remarque de M. Duplay, le seul enfoncement de la base de l'étrier ne saurait donner lieu à l'augmentation de pression du liquide intra-labyrinthique. Pour que ce phénomène tout physique se produise, il faut que la fenêtre ronde soit également intéressée, et que le conduit cylindrique qui aboutit au *tympanium secondarium* soit obstrué soit par le boursouflement de la muqueuse, soit par des productions plastiques.

Du côté du conduit auditif les conditions de l'augmentation mécanique de pression peuvent consister soit en des polypes qui compriment la membrane du tympan, soit en des collections purulentes ou muco-purulentes, empêchées de se porter à l'extérieur par un obstacle quelconque tel que polypes, fongosités, boursouflement inflammatoire du conduit; enfin nous devons citer encore les amas cérumineux et les corps étran-

gers du conduit, dont le mode d'action s'explique
facilement.

Comme on le voit, les causes d'augmentation
de pression du liquide intra-labyrinthique sont
nombreuses et variées; et cependant le vertige
aural, quoique plus fréquent qu'on ne le croit
généralement, est d'une rareté relative dans les
affections de la caisse et du conduit auditif. Aussi
croyons-nous que l'influence des causes mécaniques a été exagérée par certains auteurs, et nous
sommes tout disposé à adopter l'opinion de
M. Duplay. Pour lui le vertige labyrinthique, ou
pour parler plus exactement la maladie de Menière, serait plus rare qu'on ne le croit à l'état
idiopathique. Dans bien des cas le vertige aural
serait dû à des raptus congestifs ou hémorrhagiques de l'oreille interne sous l'influence de lésions
inflammatoires soit de la caisse, soit même du
conduit auditif. Sous l'influence de ces affections
de voisinage il se produirait du côté du labyrinthe des troubles de nutrition et un état particulier qui le prédisposerait à des congestions rapides
et soudaines. Est-ce également à une congestion rapide de cause réflexe qu'il faut attribuer
le vertige qui survient à la suite d'injections faites
sans ménagement dans le conduit auditif? Di-
sons tout de suite que, d'après les observations
que nous avons pu trouver, l'enfoncement mécanique de la membrane du tympan doit ici être
complètement mise de côté. En effet ce vertige
n'a jamais été observé, croyons-nous, lorsqu'on a
pris la précaution de faire l'injection avec de

l'eau tiède. C'est donc à l'irritation produite par
l'eau froide que les accidents doivent être attri-
bués. Quelle est maintenant la nature de l'état
réflexe qui donne lieu au vertige? S'agit-il
d'une congestion? S'agit-il au contraire d'une
anémie? Nous n'avons par devers nous aucun
argument qui nous autorise à nous prononcer
dans l'un ou l'autre sens.

En résumé, toute cause traumatique inflammatoire, congestive, toute cause susceptible
d'augmenter directement ou indirectement la
pression du liquide intra -labyrinthique peut
donner lieu à du vertige.

NOSOLOGIE.

Nous avons jusqu'ici étudié la symptomatologie, le diagnostic et la pathogénie du vertige *ab
aure læsa* ; voyons maintenant dans quelles maladies nous trouverons ce vertige, en suivant
l'ordre des causes que nous avons indiquées
dans le chapitre précédent.

1° *Vertige de cause traumatique.* — L'observation
et la nécropsie du coq dont M. Vulpian a raconté
l'histoire sont à coup sûr une preuve irrécusable
que le vertige a été produit dans ce cas par la
fracture du temporal ; fracture ayant amené la
nécrose de l'os et la destruction des canaux demi-
circulaires.

Une simple fissure même de la base de l'occipital s'étendant à l'oreille interne est également une cause non douteuse de vertige *ab aure læsa.*

Blitzer cite l'observation d'un homme qui, au milieu de la plus parfaite santé, fut pris de symptômes apoplectiformes analogues à ceux dont nous avons précédemment tracé le tableau symptomatologique.

L'ouïe était complètement perdue, et l'examen des organes de l'audition ne révélait absolument rien d'anormal.

A l'autopsie on trouva une fissure de la base de l'occipital s'étendant à travers les deux pyramides pétreuses et le vestibule jusqu'à la paroi interne du tympan, qui cependant n'était pas fendu. Le labyrinthe droit était plein de sang coagulé et très-peu altéré. Ses parties membraneuses étaient ramollies. Le labyrinthe gauche était plein de pus sanguinolent, ses parties membreuses étaient désorganisées par l'inflammation purulente qui s'étendait à travers la fissure jusqu'à la cavité crânienne. La mort fut causée par une méningite purulente de la base.

Il existe encore dans la science une autre observation de traumatisme publiée par Moos et que malheureusement nous n'avons pu nous procurer. Il s'agit d'un cas de fracture du rocher par un projectile dans la dernière guerre.

2° *Vertige de cause inflammatoire. — Otite labyrinthique.* — L'otite labyrinthique est ou idiopathique, ou par propagation, ou symptomatique.

Menière a prouvé que l'otite idiopathique du labyrinthe survenant sans causes connues, ou sous l'influence du froid, produisait le vertige *ab aure læsa*. Il a cité à l'appui un grand nombre d'observations que nous ne reproduisons pas, nous contentant de publier les suivantes moins connues et tout à fait démonstratives.

Obs. IV (Knapp). — Un jeune homme de 15 ans, Zothe, de Philadelphie, qui avait toujours joui d'une bonne santé jusqu'alors, est pris tout à coup, un matin, d'une attaque apoplectiforme.

Il a mal à la tête, devient pâle et se sent si faible, qu'il ne peut se tenir debout sans aide. Il a des nausées, des vomissements répétés et s'évanouit. Ces symptômes se succèdent dans l'espace de cinq minutes, restent à leur summum pendant cinq autres minutes, puis disparaissent graduellement comme ils étaient venus, de sorte que toute l'attaque du commencement à la fin dure au moins un quart d'heure. Après cela, santé complète pendant un an, mais dureté de l'ouïe persistante, puis, nouvelle attaque de même forme et de même durée que la première, mais après laquelle l'ouïe est entièrement perdue.

Au bout d'un an l'ouïe est revenue un peu et depuis ce temps est restée stationnaire. Pendant ce temps, des chirurgiens des plus compétents n'avaient rien trouvé d'anormal à l'examen physique des organes de l'audition. Quant Knapp vit le malade, il trouva les deux membranes du tympan normales, mobiles, et donnant au stéthoscope auris le son ordinaire. Rien d'anormal dans les régions nasale ou pharnygienne, mais l'ouïe est très-faible. Le malade parle d'une manière intelligible, mais il prononce mal et omet plusieurs consonnes, par exemple l'r.

Obs. V (résumée). — En 1860, Brunner fut consulté par un fermier de 43 ans qui se plaignait de dureté de l'ouïe des deux côtés et de bourdonnements dans l'oreille gauche. A l'âge de 20 ans, le malade avait déjà remarqué des troubles de l'ouïe ; à 23 ans, travaillant dans un étang, il avait eu une attaque de vertige qui l'avait fait tomber. Vers la même époque, il lui semblait que son oreille droite était bouchée, et il entendait de grands bruits des deux côtés. Il vomissait souvent. L'attaque disparut peu à peu, mais pendant plusieurs semaines, le malade souffrit de vertiges et d'incertitude dans la marche. Depuis, il n'a pas eu d'attaques semblables. Il se rappelle qu'à l'âge de 12 ans, il eut une attaque de vertige qui le fit tomber d'une échelle.

Depuis la dernière attaque, son audition est devenue de plus en plus faible, mais surtout depuis cinq ans.

L'examen montre un trouble considérable de son audition, non-seulement pour la parole et lorsqu'on approche une montre de son oreille, mais encore pour la transmission du son à travers les os. Les deux membranes du tympan étaient normales et mobiles.

Brunner diagnostiqua une affection de l'oreille interne (otite labyrinthique) et ne conseilla aucun traitement.

Quant à l'influence du froid, nous avons déjà eu l'occasion de citer une observation de Ménière à ce sujet au chapitre pathogénie.

2° *Otites par propagation.* — C'est sous ce nom que nous croyons devoir désigner l'otite dite interne ou labyrinthique de Voltolini. Sans entrer dans la discussion à laquelle elle a donné lieu, nous croyons que MM. Knapp et Duplay ont suffisamment démontré que cette otite labyrinthique, prétendue primitive, n'était en réalité qu'une inflammation par propagation, ou de voisinage, consécutive à une affection des centres nerveux, et plus particulièrement à une méningite.

L'autopsie a du reste justifié cette manière de voir dans trois cas observés par Heller et Lucœ (cités par Knapp). On trouva, concurremment avec une méningite cerébro-spinale, une inflammation purulente dans le labyrinthe.

Comme exemple de cette variété d'otite par propagation, nous pouvons citer, parmi tant d'autres, la suivante que nous empruntons à Knapp.

Obs. VI. (*Résumée.*) — Une enfant de 4 ans 1/2 est prise tout à coup de céphalalgie, pâleur de la face, nausées, vomissements et perte d'appétit. Le lendemain, convulsions de la nuque, opisthotonos et coma interrompu par des convulsions. Le même état se continue pendant quatre ou six jours. Le premier jour elle avait bien répondu aux questions qu'on lui posait; le second jour, on s'aperçut qu'elle était complètement sourde. Elle fut dans l'impossibilité de marcher pendant cinq ou six semaines. Examinée neuf mois après environ, elle présentait une perte complète de l'ouïe.

L'examen des oreilles fait par les moyens connus, ainsi que par l'électricité, ne donna aucun résultat. Knapp diagnostiqua une méningite. Dans ce genre d'otite labyrinthique, nous ferons encore rentrer celle survenant à la suite d'une otite de la caisse. Nous ne ferons que la mentionner ici, sans y insister davantage, tant le mode de production est facile à comprendre.

3° *Otites symptomatiques.* — L'otite symptomatique a été observée dans l'affection purulente, les fièvres puerpérales et les affections typhiques. Son rôle, en pareil cas, est tellement effacé, qu'elle mérite à peine d'être mentionnée. Il n'en est pas de même de l'otite spécifique observée dans la syphilis. Son analogie avec les affections profondes de l'œil, reconnaissant la même cause, et par dessus tout l'intérêt thérapeutique, doivent lui faire donner une place particulière.

Obs. VII. (*Résumé.*). — Madame S. D., âgée de 42 ans, souffrit, en mai 1870, d'attaques de céphalalgie, de nausées et de vertiges. Tous les objets semblaient vaciller autour d'elle. Son médecin lui ordonna des applications d'eau froide sur la tête. En juillet, elle eut une angine. En août, une éruption papuleuse rouge sur tout le corps. Le 23 décembre 1870, elle éprouva tout à coup une céphalalgie violente, du vertige et des nausées sans vomissements. Elle eut aussi des bourdonnements intenses suivis d'une diminution rapide de l'ouïe. Elle ne pouvait rester debout. Lorsqu'elle était couchée sur le côté, le lit et la chambre semblaient tourner d'un côté à l'autre.

Lorsqu'elle était couchée sur le dos, sa chambre paraissait se balancer de haut en bas et de bas en haut. A chaque tentative de se lever, elle était tellement prise de vertige qu'elle tombait en bas, parfois en avant, quelquefois sur le côté, sans tendance à tomber dans une direction déterminée. Dans le cours d'une semaine, son ouïe était devenue si dure qu'elle ne pouvait plus entendre les paroles les plus hautement prononcées.

Après que ces symptômes eurent duré trois semaines, elle éprouva tout à coup, le 12 janvier 1861, une augmentation de céphalalgie et de vertige. Tous les objets autour d'elle parurent être ensevelis comme dans un épais nuage.

Cette malade éprouvait, en même temps, des accidents analogues du côté de la vue. Il y avait de la photopsie, des chromopsies, etc., etc. C'est dans cet état qu'elle entra, le 18 janvier, à l'Institut ophthalmique de New-York.

L'examen ophthalmoscopique permit de reconnaître l'existence d'une irido-choroïde avec exsudation séro-albumineuse abondante. C'est par analogie que Knapp se crut autorisé à diagnostiquer des lésions inflammatoires analogues de l'oreille interne (hyperhémie et hydropisie du labyrinthe).

Le traitement mixte ne tarda pas à faire justice de ces accidents, aussi bien du côté de l'ouïe que du côté de la vue. Celle-ci se rétablit la première, les accidents du côté de l'oreille disparurent plus lentement, mais la guérison était à peu près complète le 22 avril.

4° *Vertige par congestion.* — Nous avons insisté à l'article Pathogénie sur le rôle considérable que remplissent les inflammations de voisinage dans la production des raptus congestifs ou hémorrhagiques de l'oreille interne. Nous n'avons donc pas à y revenir ici. Mais il nous reste à signaler ici la possibilité de congestions actives et rapides de l'appareil auditif, dans le cours de certains états morbides ou physiologiques bien connus pour déterminer les congestions partielles. Tels sont la chlorose et l'état de grossesse.

Obs. VIII (résumée). — Madame X..., âgée de 32 ans, mariée depuis dix ans, eut une première grossesse il y a 9 ans. Elle éprouva, à cette époque du vertige, des vomissements et de l'obnubilation de la vue pendant deux mois environ; l'ouïe ne fut pas atteinte. La deuxième grossesse il y a 7 ans se passa sans accidents. A la troisième grossesse il y a 4 ans, elle éprouva encore, mais seulement pendant quelques jours, du vertige et des vomissements sans aucun trouble du côté de l'ouïe.

Six semaines après la naissance de son quatrième enfant, elle mangea un soir beaucoup de fruits. Dans la nuit elle eut des vertiges, des nausées et des vomissements. En se levant le matin, elle fut très-étourdie et elle vacillait d'un côté à l'autre.

Elle vomit pendant 24 heures mais ne perdit jamais connaissance.

L'ouïe était très-dure. La pesanteur de tête, le vertige et l'incertitude de la marche ont continué jusqu'à ce moment.

Elle se plaint que sa tête n'est pas ferme sur ses épaules.

En marchant elle ressemble à un homme ivre et a souvent besoin d'être conduite. Elle a seulement la perception quantitative du son, mais elle est incapable d'entendre les mots même avec les cornets les plus puissants.

5° Vertiges dans les maladies de la caisse. — 1° *Otites.* — Nous avons vu plus haut que tout enfoncement de la base de l'étrier dans la fenêtre ovale, produisait du vertige. Parmi les causes

d'enfoncement, nous pouvons citer, en première
ligne, l'otite de la caisse avec ses diverses variétés.

L'enfoncement de la base de l'étrier peut tenir
par exemple, à un exsudat, soit muqueux, soit
purulent dans la caisse (otite catarrhale, otite purulente).

Nous donnerons comme exemple une observation prise à l'hôpital Beaujeon, dans le service
de M. Duplay, par M. Foix interne du service.

Obs. IX. — La nommée Chauvin (Clara), âgée de 49 ans, pro-
fession de couturière, entrée le 15 mai 1870, salle Sainte-Aga-
the, lit n. 12, a eu à l'âge de 20 ans ce qu'elle appelle une
fièvre cérébrale. Il y a 2 ans, une bronchite aiguë qui n'a pas
été complètement guérie et qui a laissé après elle de la toux, des
sueurs nocturnes avec amaigrissement marqué. A l'ausculta-
tion, les vibrations thoraciques sont augmentées dans la fosse
sus-épineuse droite.

La respiration est rude, l'expiration prolongée et il y a
quelques craquements secs.

Il y a un mois, la malade a éprouvé tous les symptômes de
l'otite de la caisse ; douleurs vives dans la partie latérale gauche de la tête ayant leur maximum d'intensité dans la profon-
deur de l'oreille où se produisent des élancements douloureux
qui empêchent tout sommeil pendant la nuit. Pendant le jour
la malade était obligée de garder le lit à cause des vertiges
qu'elle éprouvait. Dès qu'elle venait à se lever, elle voyait immédiatement les objets tourner autour d'elle ou plutôt vaciller
dans le sens vertical, ce qui l'obligeait à s'asseoir pour éviter
une chute imminente ; du reste la malade n'a jamais tourné
sur elle-même ni ne s'est figuré tourner.

Ces accidents vertigineux ont duré huit jours de plus que
les accidents douloureux, ces derniers ayant à peu près disparu
dès le cinquième jour, à la suite d'un écoulement de pus abon-

dant par le conduit auditif. Ils n'ont pas même complètement disparu encore. La malade, il y a trois jours, a été obligée de s'asseoir pour ne pas tomber dans la rue. Elle se rappelle avoir alors tourné sur elle-même avant de s'asseoir. Elle n'a pas perdu connaissance et a eu plusieurs fois des vomissements. Depuis trois jours la partie antérieure de la région mastoïdienne, ou plutôt toute la partie postérieure de l'anneau d'insertion du pavillon de l'oreille est gonflée, rouge et douloureuse.

Etat actuel. — La douleur est de nouveau continue depuis deux jours, mais l'insomnie diminue, et il se fait par le conduit auditif externe un écoulement abondant d'un pus bien lié, non fétide. La partie antérieure de la région mastoïdienne est rouge, tuméfiée et douloureuse. La malade éprouve facilement des étourdissements, les vomissements persistent.

16 mai. Incision sur la région mastoïdienne allant jusqu'au périoste et donnant issue à quelques gouttes de pus. Injections au tannin dans l'oreille. Purgatif.

Le 17. Ecoulement abondant d'un pus franchement phleg-moneux par l'incision de la veille. La malade n'a eu qu'une selle. Elle a eu plusieurs vomissements. La nuit a été bonne; le sommeil a reparu. Injections.

Le 18. Les vomissements ont cessé ainsi que les douleurs d'oreille.

Le 20. A l'examen otoscopique, débris de la membrane du tympan; dégonflement du conduit. La caisse est en suppuration. L'écoulement de pus par l'incision mastoïdienne a considérablement diminué.

3 juin. Départ pour le Vésinet. La surdité est assez prononcée, mais plus d'écoulement.

Le 24. Elle revient à la consultation avec une fistule à la partie postérieure de la région mastoïdienne conduisant sur l'os dénudé.

Obs. X (Burgraeve, résumée). — Otite interne gauche très violente sous l'influence de l'exposition au froid et terminée par suppuration, issue du pus par la membrane du tympan détruite. Suppression subite de l'écoulement purulent, etc., ver-

tiges, tournoiements, titubations, nausées et vomissements, etc.
«Le soir même, dit-il, je m'aperçus que mes mouvements étaient
incertains ; j'avais peine à régler ma marche ; plus d'une fois
je trébuchai et faillis perdre l'équilibre, La nuit se passa
dans un sommeil paisible, mais le matin, en voulant me mettre
sur mon séant, j'éprouvai une tendance à tourner et j'eus besoin de me tenir au bord de mon lit, pour m'empêcher d'y
obéir. Je me levai, mais alors tout tournoya autour de moi, le
parquet parut mal assuré, je vacillai et bientôt des nausées et
des vomissements, un véritable mal de mer se déclarèrent.

Les membres inférieurs seuls étaient atteints de troubles de
la motilité. Les organes des sens n'étaient pas altérés, L'état
général, le pouls et la respiration étaient réguliers, mais un
bourdonnement et un sifflement incommodes existaient continuellement dans l'oreille malade.

Cette otite se termina par suppuration et issue de pus à travers la membrane du tympan détruite ; puis les phénomènes
disparurent peu à peu.

Cependant, dit le Dr Burgraeve, durant plus de huit mois, je
conservai une certaine indécision dans mes mouvements, surtout quand je tournais brusquement la tête.

Obs. XI (résumée). — Un individu, dont parle Moos, avait de
violentes douleurs de l'apophyse mastoïde. Au douzième jour
de la maladie, on constata la perforation de la membrane du
tympan. Au quatorzième jour, survinrent de la céphalalgie,
des vomissements et du vertige. Au vingt-sixième jour, il y eut
une légère contraction de la pupille, du même côté qui dura
jusqu'au trente-sixième jour. Alors Moos passa le cathéter et
le malade fut immédiatement soulagé.

Moos pense que le vertige était déterminé dans ce cas par
une augmentation de la pression intra-auriculaire et rapporte
la contraction de la pupille au ganglion otique (1).

L'enfoncement de la base de l'étrier dans la fe-

(1) Moos. Cas d'otite moyenne suppurée, in Archiv. fur
ohrenheilkunde, t. II, p. 177.

nêtre ovale peut encore être le résultat d'une otite scléreuse ou de l'excavation de la membrane du tympan par occlusion de la trompe d'Eustache.

Obs. XII. (Résumée. — Swanzy.) — Un homme de 41 ans, capitaine d'un vaisseau à voiles, entre au mois de décembre 1872 à l'infirmerie nationale pour les yeux et les oreilles. Surdité des deux côtés ; il ne pouvait entendre une montre mise au contact de l'oreille. Il entendait une voix de force moyenne à un pied de l'oreille droite à un demi-pied seulement de l'oreille gauche. Sept ans auparavant il avait eu deux attaques de vertige. L'ouïe était alors parfaite et commença à se troubler trois ans seulement avant son entrée à l'infirmerie. Peu après l'ouïe baissa, il survint de fréquentes attaques de vertige et ces attaques devenaient de plus en plus fréquentes et de plus en plus sérieuses à mesure que l'ouïe devenait plus mauvaise. Pendant les attaques, les objets lui semblaient toujours se balancer devant lui en se dirigeant du côté gauche. Dernièrement ces accès étaient si sérieux que parfois le malade tombait. Les accès se montraient subitement et souvent ils étaient suivis de nausées et de vomissements bilieux. En dehors de cela, le malade jouissait d'une santé parfaite. Le traitement l'améliora considérablement, mais bientôt il fut forcé de remonter sur son vaisseau et de partir pour les îles Barbades.

Obs. XIII. (Résumée. — Swanzy.) — Homme de 65 ans. Il commença à souffrir de vertiges, avec tendance à tomber, accompagnés ou suivis de nausées ou même de vomissements bilieux violents. Il consulte un médecin qui ne le traite que pour son estomac. L'esprit uniquement tourné vers ce dernier organe, le malade et les gens qui l'entouraient ne s'occupaient pas d'une surdité qui s'établissait graduellement. Lorsque le malade s'adressa à Swanzy, l'organe de l'ouïe était déjà tellement affecté que l'oreille droite ne pouvait percevoir le bruit d'une montre placée au contact et qu'elle n'entendait une voix forte qu'à deux ou trois pieds. L'oreille gauche entendait la montre à trois pouces et une voix forte à dix ou douze pieds. La surdité avait commencé six ans auparavant, s'accompagnan

de bourdonnements d'oreille et cela un an après la première
attaque de vertige. A mesure qne la surdité augmentait, les
attaques vertigineuses devenaient plus fréquentes et plus fortes.
Un jour, à un grand dîner, ce gentilhomme tomba tout à coup
sur son voisin de gauche, quoiqu'il se fut accroché au bord de
la table pour essayer de conserver son équilibre. On l'étendit
sur un sofa où il resta au moins une heure vomissant de la bile,
tandis que la chambre semblait osciller autour de lui. Depuis
son état s'est considérablement amélioré à la suite d'un traitement dirigé principalement vers l'oreille.

Obs. XIV. (Résumée. — Swanzy. — Sommelier reçu il y a
huit mois à l'Infirmerie nationale pour les yeux et les oreilles.
Surdité très-prononcée. Il se plaint vivement de vertiges ; il y
est sujet à tout moment et presque sans que rien l'avertisse. Si
cela arrive pendant qu'il est à table, on le prend pour un homme
ivre et souvent dans la rue il est obligé de se retenir d'un côté
et de l'autre pour ne pas tomber. Depuis quatre ans la surdité
et les vertiges s'aggravent simultanément, le malade ne peut
dire de quel côté il a le plus de tendance à tomber. Dans ce cas,
le traitement n'a donné qu'un bénéfice très-faible ou même
nul (1).

Dans ces trois cas, Swanzy diagnostiqua une
otite scléreuse.

Passons maintenant à l'obstruction de la trompe
d'Eustache. Nous en citerons un cas, d'après
Brunner, avec catarrhe chronique ancien. Ces
diverses lésions peuvent donc se combiner entre
elles.

Obs. XV. — Un sellier de 52 ans, d'une bonne santé habituelle, se plaint en 1857 de catarrhe de l'oreille et de dureté
de l'ouïe. Quelque temps après il commence à souffrir d'un

(1) Nous devons à la complaisance de M. Chevallereau la
traduction de ces trois observations ; elles ont depuis été pu-
bliées dans la *Gaz. méd.* par M. le Dr Coyne.

léger vertige revenant chaque matin. De temps en temps le vertige était très-violent et s'accompagnait de nausées. Pas de bruit dans les oreilles. Les symptômes du vertige disparurent graduellement, mais l'ouïe du côté gauche reste troublée et semble varier avec la température.

Depuis l'année dernière (1870), le malade a des bruits dans les oreilles. Jusqu'à ces trois derniers mois l'ouïe était assez bonne.

Depuis cette époque, lorsqu'il travaille, il a une violente attaque de vertige. Des attaques semblables accompagnées de nausées intenses, de vomissements, de sueurs froides sur le front se répètent chaque semaine et toutes les fois que le malade fait un travail pénible. Chaque attaque dure en général de une à deux heures, puis disparaît. Après cela le malade reste affaibli pendant tout le jour. Depuis la première attaque l'ouïe est considérablement troublée.

A l'examen (12 septembre 1870), on constata une dureté de l'ouïe des deux côtés et l'oblitération de la trompe d'Eustache à gauche.

Tout corps étranger de l'oreille peut donner lieu à du vertige, que ce corps soit dû aux tissus eux-mêmes ou accidentellement arrivé dans la région. Le plus souvent ce sont des polypes, comme dans le cas cité par M. Hillairet, ou d'autres fois comme dans le cas indiqué par M. Toynbee, tout simplement des bouchons cérumineux qui refoulent la membrane du tympan, et par conséquent la chaîne des osselets.

Obs. XVI. — M. D..., âgé de 35 ans, employé à la préfecture de M***, natif de Bordeaux, jouit habituellement d'une bonne santé. Il éprouva en 1834, à la suite d'un refroidissement, des douleurs violentes dans les deux oreilles. Ces douleurs persistèrent longtemps avec exacerbations passagères. Il y a quinze ans les douleurs cessèrent et au moment même un écoulement de pus apparaissait à l'oreille droite. Après une application de créosote, conseillée par un médecin, dans le conduit auditif externe, la suppuration devint plus abondante, les douleurs plus vives, les bourdonnements plus considérables et l'ouïe s'affaiblit de plus en plus. Il y a dix-huit mois il se fit examiner par un médecin qui constata un polype, du conduit auditif, qu'il cautérisa. L'ouïe s'affaiblit davantage et le malade ne pouvait plus remuer la mâchoire sans un grincement de dents fort pénible.

Les souffrances augmentèrent il y a un mois, puis il fut pris à des heures variables de la journée, le plus souvent le matin, ou après s'être livré à un travail intellectuel un peu prolongé, d'une céphalalgie hémi-crânienne droite très-violente avec irradiations vers le cou et la nuque, avec turgescence vasculaire de ces régions. En même temps il éprouve des étourdissements et une sensation de tournoiement qui lui donnent, ainsi qu'il le dit, l'idée qu'il est entraîné dans le vide.

S'il est debout, il vacille comme un homme ivre, il se sent faiblir et il a comme une tendance irrésistible à s'incliner ou à tourner à gauche. Il a des nausées sans vomissements. L'état général continue à être bon, mais il est continuellement dans un état d'agacement particulier. Ces phénomènes se sont amoindris depuis que le malade a suspendu toute occupation et ne reparaissent plus tous les jours.

On l'examine de nouveau et on constate la destruction de la membrane du tympan remplacée par un polype de la grosseur d'une fève de marais. Ce polype est attaché sur le rocher qui est carié à cet endroit. M. Richet extirpa le polype et le malade guérit.

D'un autre côté, Toynbee rapporte l'observation d'une femme de 45 ans atteinte de vertiges très-violents, l'obligeant à se tenir continuellement dans la station horizontale, la faisant chanceler et tomber si elle voulait marcher et l'empêchant même de serrer les objets qu'elle tenait à la main.

Cette femme fut guérie par l'extraction de masses cérumineuses pressaut sur la membrane du tympan.

Nous pouvons encore mentionner, comme cause d'augmentation de pression dans l'oreille, l'application violente d'une douche d'air par le cathétérisme.

Brunner en donna un exemple dans son travail sur le vertige *ab aure læsa*.

Une jeune fille de la campagne, âgée de 14 ans, forte et vigoureuse, que l'auteur traitait pour un catarrhe chronique de l'oreille, est prise tout à coup, pendant l'application d'une douche d'air, d'une hémiplégie gauche et d'un violent vertige, mais sans perte de sentiment. L'hémiplégie disparaissait au bout d'un quart d'heure et la malade put regagner sa demeure, distante au moins de deux milles.

L'ouïe de la malade ne souffrit nullement de cet accident.

Enfin, en dernier lieu, nous avons en suivant l'ordre que nous avons tracé, dans la pathogénie, les vertiges par action réflexe. Ce genre de vertiges est le plus souvent produit par les injections d'eau froide.

Des cas nombreux ont été observés par tous les praticiens qui négligent, lorsqu'ils veulent nettoyer le conduit auditif, de se servir d'eau tiède, ou au moins d'eau dégourdie.

Arrivé à cette dernière partie de notre travail, il est une dernière question que nous devons nous poser.

Existe-t-il dans chacune des affections ou dans

quelques-unes des maladies de l'oreille que nous venons de signaler et d'examiner un vertige spécial, doué de caractères particuliers qui puissent le faire reconnaître ? En d'autres termes, y a-t-il plusieurs sortes de vertige *ab aure læsa* reconnaissables les uns des autres ?

Evidemment non, et ce n'est qu'avec le secours des différents symptômes de chaque maladie, et en particulier avec les signes fournis par l'exploration physique ou fonctionnelle, qu'on pourra sûrement établir son diagnostic.

CONCLUSIONS.

1° Le vertige *ab aure læsa* n'appartient pas d'une manière exclusive à l'inflammation ou à la congestion primitives des canaux demi-circulaires membraneux, en d'autres termes, il ne constitue pas un symptôme pathognomonique de l'affection dite *maladie de Ménière*.

2° Le vertige peut être le résultat soit des lésions traumatiques des canaux demi-circulaires, comme l'ont démontré les expériences de Flourens, soit d'une inflammation ou d'une congestion consécutives de la portion membraneuse de ces canaux.

3° L'inflammation et l'hyperémie des canaux demi-circulaires paraissent agir en augmentant la pression du liquide intra-labyrinthique.

4° Toute affection de l'oreille moyenne, qui augmente ou diminue la pression intra-labyrinthique, peut déterminer du vertige (otite de la caisse, corps étranger, excavation de la membrane du tympan, etc., etc.)

5° Enfin, le vertige *ab aure læsa* peut être le résultat d'une action réflexe, comme on l'observe après l'injection d'eau froide sur la membrane du tympan.

INDICATIONS BIBLIOGRAPHIQUES.

Axenfeld. — Traité des névroses.

Max Simon. — Du vertige nerveux et de son traitement, 1857.

Brunner. — Archives of ophtalmology and otologie, 2° vol. no 1.

Paul Menière. — Mémoires à l'Académie sur les lésions de l'oreille interne donnant lieu à des symptômes de congestion cérébrale apoplectique. (Gazette médicale, 1861.)

Simon Duplay. — Maladies de l'appareil auditif in Traité de pathologie ext.

Charcot. — Leçons cliniques (Gazette des hôpitaux, janvier 1874. — Progrès médical, janvier 1874).

Trousseau. — Cliniques, t. II et III.

Germain Sée. — Du sang et des anémies.

Voisin. — Art. Epilepsie in Dict. de Jaccoud.

Mignon. — Essai sur les vertiges au point de vue du diagnostic. Thèse pour le doctorat, 1873.

Flourens. — Recherches expérimentales sur les propriétés et fonctions du système nerveux. Paris 1842.

— Recherches sur les conditions fondamentales de l'audition. Mémoire présenté à l'Académie des sciences, 1824.

Luys J. — Recherches sur le système nerveux cérébrospinal, sa structure, ses fonctions et ses maladies.

Brown-Séquard. — Exper. Researches New-York, 1853, Course of Lectures on the physiology and pathology of the central nervous system. Philadelphia 1860, p. 195 ; Gazette médicale, 1861.

Goltz. — Pfluerger's Archiv. für Physiologie, t. III, p. 172.

Vulpian et Signal. — Mémoires de la Société de biologie, 3° série, 1861.

Simon Duplay. — Examen des travaux récents sur l'anatomie, la physiologie et la pathologie de l'oreille. Archiv. génér. de médecine, 1853, vol. II.

Knapp et Moos. — Archives of ophtalmology and otology, t. II, n° 1. New-York, 1870.

Hillairet. — Mémoires de la Société de biologie, 3° série, 1861.

Swanzy. — Sur certains cas de vertige aural, mémoire lu à la Société de chirurgie d'Irlande, février 1874.

9 782014 109092